AF250602

TRAITÉ

DE

LA SURVEILLANCE

DES

ENFANTS EN NOURRICE

PAR

F. VACHER

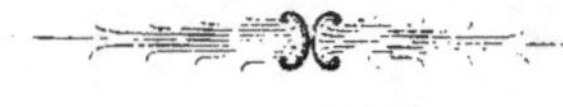

LYON

IMPRIMERIE ADMINISTRATIVE PITRAT AÎNÉ

RUE GENTIL, 4

—

1869

PRÉFACE

Une question sociale de la plus haute importance est actuellement à l'ordre du jour : cette question est celle de la surveillance des enfants en nourrice.

Depuis longtemps, les ouvriers des grandes villes, obligés par une cruelle nécessité de faire élever leurs enfants loin de leur domicile, avaient souvent la douleur de les recevoir dans le plus pitoyable état, par la faute des nourrices payées pour leur donner des soins.

Le gouvernement impérial, ému des plaintes nombreuses qui lui parvenaient sur cet état de choses, ordonna une enquête afin de connaître l'intensité de ce fléau qui, jetant la ruine et la désolation dans les familles, compromettait aussi l'accroissement du chiffre de la population. Le résultat de l'enquête dévoila que, chaque année, plusieurs milliers d'enfants mouraient de misère et de faim chez leurs nourrices.

Le mal une fois signalé, il fallut y chercher un remède : la surveillance parut le seul moyen efficace pour arrêter ces faits déplorables. Alors, dans presque toutes les grandes villes de France, des sociétés se fondèrent et des souscriptions furent ouvertes pour arriver au but proposé.

Il faut rendre hommage au zèle ardent et aux efforts persévérants des hommes honorables qui furent les promoteurs et les fondateurs de ces sociétés ; mais, qu'il me soit permis de le dire, jamais, par le moyen des souscriptions, l'on arrivera à guérir une plaie sociale ; la mutualité seule peut atteindre un pareil résultat. En voici un exemple concluant :

Il existe dans le département du Rhône plus de 220 sociétés de secours mutuels, comptant un total de 25,000 membres. Le chiffre des versements s'élève annuellement à 600,000 fr., outre une somme considérable pour fonds de retraite.

Aurait-on pu former par souscriptions, dans ce département, une société de bienfaisance réunissant seulement la dixième partie de ces ressources?

Personne n'oserait l'affirmer.

Cependant ces versements sont faits par les ouvriers presque sans qu'ils s'en aperçoivent, et tout le génie de la charité ne pourrait assurer, comme le fait la mutualité, les secours du médecin et des remèdes à près de 40,000 personnes.

Eh bien! pour la surveillance des enfants, il en sera de même. L'on fera des efforts prodigieux pour réunir un millier de souscripteurs, dont les versements pourront arriver à 12 ou 15,000 fr.; il faudra se donner beaucoup de peine pour maintenir à ce chiffre le montant des recettes, et cette somme sera tout à fait insuffisante pour protéger les 6 ou 7,000 enfants dispersés dans les départements voisins.

Le moyen que je propose d'appliquer est tout à fait différent; il a pour base les ressources des ouvriers. Je vais prouver par des chiffres irréfutables que, sans réclamer aucune subvention, sans obliger les fondateurs à aucune dépense, et sans augmenter en aucune manière les charges du nourrissage déjà si lourdes pour les familles, on pourrait faire une recette dépassant 60,000 fr. par an en plaçant seulement 2,000 enfants. Sur cette somme énorme, 28,000 fr. seraient nécessaires pour faire exercer une surveillance convenable, et après avoir payé les autres frais, il resterait encore 10,000 fr. qu'il serait facile de bien employer.

On atteindra les résultats que je viens d'exposer en procédant de la manière suivante :

1º Fondation à Lyon d'une société de patronage des enfants en nourrice par quelques personnes honorables et désintéressées, c'est-à-dire ne voulant tirer aucun profit de leur œuvre;

2º Établissement, au siége de la société, d'un local propice pour recevoir et loger gratuitement les nourrices;

3º Installation dans les localités choisies pour y placer des enfants, d'agents sûrs et dévoués, chargés spécialement : 1º de visiter les enfants une fois chaque mois au domicile des nourrices; 2º de revoir dans l'intervalle les enfants malades et les nourrices douteuses; 3º d'enlever immédiatement à sa nourrice tout enfant qui ne recevrait pas chez elle les soins nécessaires à sa position ;

4° Chacun des membres de la société surveillerait à son tour, par semaine ou par mois, les opérations et les détails du service, dont la direction pourrait être confiée à un employé actif et intelligent, et connaissant ce genre de travail ;

5° Un trésorier serait chargé du service des finances.

Par cette institution si simple et qui n'occasionnerait aucune dépense aux sociétaires, on rétablirait la sécurité dans les familles, et des milliers d'enfants devraient la vie aux personnes bienfaisantes dont l'influence les aurait protégés contre les mauvaises nourrices.

TRAITÉ

DE

LA SURVEILLANCE

DES

ENFANTS EN NOURRICE

CHAPITRE PREMIER

DES NOURRICES

Les ouvriers n'ont à leur disposition que deux moyens pour se procurer des nourrices pour leurs enfants : 1° les prendre par connaissance ou sur recommandation ; 2° s'adresser aux bureaux de nourrices. Ces deux moyens sont également défectueux : les parents qui livrent leurs enfants sans surveillance à des nourrices qu'ils ne connaissent pas peuvent s'attendre aux plus cruels désagréments ; ceux qui s'adressent aux bureaux n'ont guère d'autre avantage que celui de payer très-cher une nourrice médiocre et une surveillance presque inutile.

Il me serait facile d'écrire uu volume pour retracer les souffrances que subissent ces pauvres enfants loin de leurs familles. Employé pendant long-temps dans le bureau de nourrices de cette ville qui possède le plus de renommée, j'ai entendu si souvent le médecin traiter d'homicides ces nourrices indignes qui s'étaient rendues coupables envers leurs nourrissons ; j'ai entendu tant de fois le râle de ces malheureux enfants et les cris désespérés de leurs pauvres mères, que je n'aurai besoin que de faire appel à ces tristes souvenirs pour tracer un tableau émouvant et véritable de ces scènes désolantes. Je pourrai également faire ressortir les avantages de l'allaitement maternel et dépeindre le bonheur qu'éprouvent les familles à voir élever et grandir leurs enfants sous leurs yeux. Mais mon plan est tout pratique : les malheurs qui accablent les enfants en nourrice sont trop nombreux et trop connus de tous pour qu'il soit besoin d'en faire le détail ;

et je crois qu'il est, sinon pernicieux, du moins inutile, de vanter aux ouvriers les bienfaits de l'allaitemet maternel et de leur présenter sous les tons d'un mirage trompeur ce bonheur qu'ils ne pourront jamais atteindre.

Je dirai seulement que si les directeurs des bureaux qui, depuis bien des années, sont les témoins muets des désordres commis par les nourrices, et qui possèdent sur leurs régistres les traces et les preuves de crimes nombreux accomplis par ces femmes sur les enfants qui leur sont confiés; si ces directeurs avaient prévenu qui de droit du renouvellement fréquent de ces faits odieux, j'ai la conviction que l'on aurait pris, coûte que coûte, les mesures nécessaires pour les faire cesser. Mais ils se sont tus et leur silence a permis aux nourrices de continuer sans crainte et sans danger leur œuvre de destruction.

L'on pourra m'objecter que les moyens ont peut-être manqués aux bureaux pour mieux faire surveiller les enfants; je répondrai que, d'après l'article 7 du règlement, les directeurs perçoivent 1 fr. 10 par mois ou 13 fr. 20 par an pour chaque enfant. Ce qui fait plus de 26,000 fr. pour les deux mille enfants placés sous leur garde, et que sur cette somme énorme, produit d'un travail excessif et parfois des plus dures privations, 10,000 fr. à peine sont employés à faire surveiller les enfants; les autres 16,000 fr. forment le bénéfice le plus clair des directeurs. Il me semble que cette somme serait beaucoup mieux employée à faire faire une deuxième visite par trimestre aux enfants.

Il entre dans mon plan de prendre toutes les précautions nécessaires pour garantir la santé et la vie des enfants contre les mauvais traitements des nourrices; mais celles-ci méritent aussi que l'on s'occupe d'améliorer leur position, car, s'il en est de mauvaises qui manquent à tous les devoirs d'humanité, il en est de très-bonnes qui souvent ne sont pas récompensées de leurs soins envers leurs nourrissons. Celles qui prennent les enfants sans s'adresser aux bureaux sont exposées à n'être pas payées de leurs peines; celles, qui s'adressent à ces établissements, ont leur salaire garanti (1), mais elles sont soumises à des tracasseries et parfois à des injustices qui leur font préférer de prendre affaire directement avec les familles.

Je vais faire connaître quelques-unes des améliorations qu'il est urgent de faire en faveur des nourrices, afin que si l'on exige d'elles l'accomplissement rigoureux de leurs devoirs, elles ne puissent se plaindre que l'on est injuste à leur égard.

---

(1) Art. 14 du règlement. — Les Directeurs des Bureaux sont responsables des gages promis aux nourrices. Ils les paieront tous les trois mois sur la présentation en leur bureau d'un certificat du maire de la commune qu'habite la nourrice attestant la position de l'enfant. Ils se feront payer par les parents comme ils le jugeront convenable.

Il arrive parfois que, dans sa tournée, l'inspecteur du bureau trouve un enfant malade, et croyant que c'est par la faute de sa nourrice, il prononce contre celle-ci la retenue de son salaire. Je ne connais rien d'aussi arbitraire que cette manière d'appliquer la loi, aussi soulève-t-elle les plus violentes réclamations.

N'est-il pas choquant qu'un inspecteur, qui n'est qu'un simple employé, soit investi d'un pouvoir dépassant celui des juges de paix, qui ne prononceraient pas sans preuves et sans le rapport d'un médecin la retenue des gages. Mais l'inspecteur est au-dessus de tout, il ordonne d'une manière absolue et irrévocable et d'après une visite de quelques minutes la punition d'une nourrice, sans qu'aucune protestation soit admise ou écoutée.

Pour mon compte, j'ai tant vu abuser de la retenue des gages au détriment des nourrices, que je réclame énergiquement la suppression de cette pénalité qui, d'ailleurs, est inutile ; le meilleur ou plutôt le seul moyen de retenir les nourrices dans l'accomplissement de leurs devoirs n'étant pas de les punir mais de les surveiller.

Les nourrices qui viennent à Lyon éprouvent une difficulté qu'il importe de faire disparaître. Ces femmes, ne connaissant personne dans cette ville, voient leur inexpérience et leur crédulité souvent exploitées ; d'autres fois conduites, pour y coucher, dans des bouges humides et malsains, entassées dans un local trop petit où l'air manque, où la vermine les ronge, elles emportent jusque dans leurs familles les tristes restes de cette malpropreté insigne et dégoûtante. Il est donc urgent de procurer gratis aux nourrices un local aéré et un lit propre.

Les nourrices ont aussi beaucoup d'embarras pour faire recevoir l'argent qui leur revient pour le nourri-sage. Il arrive que, manquant d'occasion ou de moyens de communication, le nourricier fait exprès le voyage à Lyon pour recevoir le montant d'un trimestre et dépense ainsi le tiers de sa recette. D'autres sont obligés de faire 20 à 30 kilomètres pour trouver un commissionnaire qui leur prend 1 fr. 50 ou 2 fr. pour sa peine.

Toutes ces difficultés seront vaincues par le moyen des inspecteurs qui paieront les nourrices dès le lendemain de l'échéance de leurs gages moyennant la retenue de 1 fr. par trimestre.

Il faut aussi remarquer que la somme de 7 fr. que les bureaux font payer aux parents pour leur fournir une nourrice, est de beaucoup trop élevée. Un grand nombre de pères de familles, pour se soustraire à cette rétribution exorbitante, préfèrent accoster les nourrices dans les rues, et exposent ainsi leurs enfants à une mort presque infaillible.

Je suis d'avis de réduire à 2 fr. le prix à payer par les parents pour avoir une nourrice, à laquelle ils pourront sans crainte confier leur enfant, celle-ci ayant été reconnue, par le médecin, être dans des conditions convenables pour l'allaitement.

Telles sont les réformes urgentes que réclament la justice et l'humanité en faveur des parents et des nourrices.

CHAPITRE II

DE LA SURVEILLANCE

La surveillance est le point le plus essentiel du nourrissage.

Une mauvaise nourrice peut à l'aide de ruses se faire donner un nourrisson, mais elle ne jouira pas longtemps du produit de sa fraude si elle est bien surveillée.

Je dirai quelques mots de la surveillance exercée par les bureaux pour faire connaître son insuffisance. L'intervalle de trois mois qui sépare les visites est trop long ; pendant ce temps, un enfant peut être négligé et mourir sans secours ; les visites ayant toujours lieu à des époques fixées, il en résulte que les nourrices sachant le jour du passage de l'inspecteur se tiennent sur leurs gardes ; celles qui ont pour habitude de s'absenter une grande partie de la journée, laissant ainsi leur nourrisson sans nourriture et dans la malpropreté, se gardent bien de quitter leur domicile ce jour-là ; celles qui allaitent deux enfants à la fois, ont soin de faire disparaître celui qui n'appartient pas au bureau ; aussi l'inspecteur trouve tout bien lors de son passage, mais après son départ tout change ; les nourrices, sachant qu'il ne reviendra pas avant trois mois, se comportent en conséquence.

Quand l'inspecteur trouve un enfant un peu malade ou commençant à dépérir, que fait-il ? Il questionne la nourrice pour savoir la cause de cet état anormal ; mais celle-ci ne se donne jamais tort et l'inspecteur, vu son incompétence, croit la nourrice sur parole et lui laisse l'enfant en attendant son nouveau passage, mais sur dix enfants laissés en cet état chez leurs nourrices huit seront morts avant son retour, c'est-à-dire avant trois mois.

Quand un inspecteur trouve un enfant assez en mauvais état pour exiger un changement immédiat ; il s'occupe d'y procéder, mais il éprouve de bien grandes difficultés, parce qu'il y a peu de nourrices qui veulent se charger d'un enfant malade ou moribond. Pour le faire accepter il promet souvent une augmentation considérable de gages que les parents du nourrisson ne veulent ou ne peuvent pas payer ; il faut donc procéder à un nouveau changement, mais l'inspecteur n'étant plus là pour le faire, que devient cet enfant? Hélas! il est facile de prévoir que balloté, épuisé, il finit par un douloureux martyre sa misérable existence commencée par l'exil !

Il est certain que les parents qui confient leurs enfants sans surveillance, à des nourrices qu'ils ont rencontrées dans la rue ou qu'ils sont allés attendre à l'arrivée des bateaux ou voitures, les exposent à des dangers plus grands que ceux qui ont affaire aux bureaux, car si peu que vaille la surveillance exercée par ces établissements, elle vaut quelque chose, mais elle est trop chère pour les résultats qu'elle produit.

En présence de cette surveillance si nulle, je vais esquisser celle que je voudrais voir établir.

Supposons, pour un moment, que la Société de patronnage est fondée et que je suis chargé de trouver et d'installer un inspecteur dans une localité désignée. Je cherche un homme actif, intelligent, de bonne conduite et je lui dis :

« L'Administration vous a choisi pour la représenter dans ce canton. En
« échange de la position honorable et lucrative qu'elle va vous procurer,
« elle exige que vous mettiez à remplir les devoirs qu'elle vous imposera
« tout le zèle et l'aptitude que vous êtes capable de déployer.

« Votre service consistera surtout à visiter une fois chaque mois les
« enfants au domicile de leurs nourrices et de faire connaître à l'Adminis-
« tration l'état dans lequel vous aurez trouvé chacun d'eux.

« Vous ferez savoir si le logis de la nourrice est sain et propre ; si le linge
« de son nourrisson est lavé et raccommodé ; si cet enfant est bien portant et
« fort pour son âge, s'il commence à marcher, à parler, à mettre ses dents,
« si la nourrice en a bien soin, si elle a assez du lait pour continuer
« l'allaitement. Enfin, vous donnerez tous les détails capables d'intéresser
« les parents et de faire connaître la vraie position de leur enfant.

« Quand vous rencontrerez un enfant un peu malade ou commençant à
« dépérir ; quand vous soupçonnerez sa nourrice de n'avoir plus de lait, de
« s'absenter souvent de sa maison, d'être dans une position qui ne permet
« plus de continuer l'allaitement ou si vous doutez qu'elle allaite deux
« enfants à la fois, il vous est expressément recommandé de revoir cet
« enfant dans les huit ou dix jours qui suivront cette visite ; vous surpren-
« drez ainsi la nourrice dans ses habitudes journalières et vous aurez la
« juste mesure des soins qu'elle donne à son nourrisson.

« Alors, si l'enfant allait plus mal ou s'il n'y avait pas d'amélioration
« dans son état, vous feriez appeler le médecin afin qu'il décide si cet
« enfant dépérit par la faute de sa nourrice, ou bien, si vos soupçons
« s'étaient confirmés, vous procéderiez sans retard au changement de cet
« enfant.

« S'il vous arrivait de trouver un enfant en très-mauvais état par la faute
« de sa nourrice (ce qui indiquerait toujours un manque de surveillance
« de votre part), vous le changeriez immédiatement et, d'après le rapport
« écrit du médecin, vous puniriez cette femme en lui retenant son salaire.
« Mais je dois vous prévenir que l'Administration veut faire disparaître la
« retenue des gages; que c'est à l'inspecteur à prévenir ces cas en enlevant
« à sa nourrice tout enfant qu'il jugera n'être pas convenablement soigné.
« Qu'un enfant rendu en mauvais état de santé vous ôtera pour une année
« le droit à la prime de 150 francs que l'Administration accordera aux
« inspecteurs qui feront bien leur devoir ; que si ce fait se renouvelait deux
« fois dans le courant d'une année, vous seriez impitoyablement révoqué
« de vos fonctions pour cause d'incapacité ou de négligence.

« Vous guiderez les nourrices par vos conseils, car l'ignorance et la
« misère sont les seules causes des malheurs qui surviennent aux enfants.

« Votre tournée d'inspection, telle qu'elle vous sera tracée, ne vous oc-
« cupera pas plus de douze jours par mois ; il vous restera donc entre cha-
« que tournée plus de quinze jours pour revoir les nourrices douteuses, opé-
« rer les changements d'enfants, chercher et envoyer des nourrices au siége
« de l'Administration.

« Vous les avertirez qu'elles y trouveront en tout temps et gratuitement
« un lit propre et un logement sain. Qu'elles ne seront plus exposées à se
« voir retenir illégalement leur salaire par une application fausse ou équivo-
« que d'un règlement qu'on leur laisse ignorer ; enfin que l'Administration
« songe à améliorer leur position et récompenser leurs services par tous
« les moyens qui seront en son pouvoir.

« Dans ces excursions, que vous multiplierez autant que possible, vous
« ne manquerez pas de voir les enfants placés près de votre route. Quand
« les nourrices sauront que vous pouvez être chaque jour à leur porte, elles
« se maintiendront dans l'exercice rigoureux de leurs devoirs.

« Vos services seront rétribués de la manière suivante : vous recevrez
« douze francs par an, soit un franc par visite pour chaque enfant placé sous
« votre surveillance ; plus une indemnité de cent cinquante francs qui sera
« allouée à tout inspecteur qui, dans le courant d'une année, n'aura eu aucun
« enfant rendu en mauvais état par la faute de sa nourrice. Des primes de
« trois cents francs et une prime d'honneur de cinq cents francs seront dé-
« cernées à ceux qui se seront signalés par leur zèle et leur bonne surveil-
« lance sur les enfants. »

Avec une surveillance organisée de la sorte, je défie la nourrice la plus
rusée ou la plus malveillante de nuire à son nourrisson sans qu'il lui soit
aussitôt enlevé.

Ainsi, les bureaux emploient trois ou quatre inspecteurs au plus, pour faire faire quatre visites de cinq minutes par an aux deux mille enfants environ placés sous leur garde. Eh bien! avec les seules ressources dont disposent ces établissements, j'emploierai vingt inspecteurs, qui, non-seulement feront douze visites régulièrement chaque année aux enfants, mais encore seront toujours prêts à se porter au moindre signal au domicile des nourrices.

On peut aisément comprendre qu'un inspecteur placé dans un canton, et pouvant étendre sa protection dans un rayon de dix à douze kilomètres, surveillerait facilement les cent ou cent vingt enfants qu'il aurait bientôt placés autour de lui. Or chaque enfant lui rapportant douze francs par an. il aurait intérêt à en placer le plus grand nombre possible; la crainte de perdre la prime de cent cinquante francs allouée chaque année à tout inspecteur qui n'aurait pas eu un seul enfant rendu en mauvais état de santé par la faute de sa nourrice; le désir de gagner une prime de trois cents francs ou la prime d'honneur de cinq cents francs seraient de puissants stimulants pour les engager à bien faire leur service.

Si l'on veut observer combien l'emploi de facteur rural est pénible et peu rétribué, et cependant combien il est recherché; si l'on veut examiner ce qu'il faut de temps, d'argent et d'études à un instituteur communal pour arriver à sa place, qui est plus honorable que lucrative, on se convaincra que l'on peut trouver facilement des agents sérieux et dévoués, faisant tous leurs efforts pour conserver un emploi qui serait presque une fortune pour eux.

Telle est la surveillance que l'on peut faire exercer sur les enfants, sans augmenter les charges des pères de famille, car la somme de un franc par mois exigée d'eux pour faire surveiller leurs enfants, leur serait largement compensée par la diminution qu'on leur procurerait sur le prix des mois de nourrissage, en établissant la concurrence entre les nourrices; ils y trouveraient donc à la fois bénéfice et sécurité.

CHAPITRE III

RECETTES ET DÉPENSES

Il naît chaque année à Lyon et dans sa banlieue 10,000 enfants. Sur ce nombre 2,000 environ sont placés par les bureaux, 4,000 sont mis en nourrice directement par les parents, les autres sont allaités à domicile ou appartiennent aux hospices.

En faisant participer les familles aux avantages que je veux leur procurer je puis bien espérer placer 2,000 enfants dans une année; c'est donc sur ce nombre que je vais établir les recettes et dépenses.

Voici de quelle somme on aurait à disposer, en se conformant à l'arrêté préfectoral du 27 novembre 1853 sur les bureaux de nourrices.

Placement de 2,000 enfants à 7 fr. (art. 6 du règlement). . .	14,000
Fournitures de 600 nourrices pour allaiter à domicile, à 15 fr. l'une (art. 6 du règlement).	9,000
Inscription de 3,000 nourrices à 1 fr 50 (art. 6 du règlement).	4,500
Droit de 7 1/2 0/0, payé par les parents sur les gages des nourrices pour faire surveiller leurs enfants (1) (art. 7 du règlement).	26,000
Droit de 1 fr. par trimestre payé par les nourrices pour recevoir leur argent au bureau de l'inspecteur	8,000
Intérêts (2).	3,000
TOTAL DES RECETTES.	64,500

Telle est la somme énorme, jetée chaque année dans ces gouffres appelés bureaux de nourrices, et qui produit de si maigres résultats.

Il est certain que si l'on avait en vue de gros bénéfices on pourrait en réaliser d'énormes sur une pareille recette; mais la Société de patronage, composée de personnes honorables, ne voudrait pas faire un vil métier des ressources des ouvriers et de la vie de leurs enfants. On commencerait donc à réduire à 2 fr. au lieu de 7 le prix de la fourniture d'une nourrice. Et cette réduction de 10,000 fr., faite au profit des parents, mettrait à la portée de tous les services de l'Administration.

Après la réduction précitée il resterait encore la somme de 54,500 fr. pour faire face aux dépenses; avec un pareil budget je puis attaquer hardiment ce chapitre et je les fixe comme suit :

Appointements du directeur et des employés	9,000
Frais généraux	2,000
A REPORTER.	11,000

(1) La moyenne des gages payés aux nourrices étant de 15 fr., les Directeurs perçoivent 1 fr. 10 c. par mois ou 13 fr. 20 c. par année pour chaque enfant.

(2) Les parents étant astreints à payer le nourrissage de leurs enfants toujours un mois à l'avance et les nourrices n'étant payées que par trois mois et à termes échus, il en résulterait un encaisse constant de plus de 80,000 fr., lesquels placés à intérêts produiraient plus de 3,000 fr.

REPORT. 11,000

Frais de bureaux, correspondance 3,500
Pour loger gratuitement les nourrices 1,000
Non-valeurs 1,000

FRAIS D'INSPECTION

2,000 enfants à 12 fr. par an. 24,000
Primes aux inspecteurs (1). 4,000

TOTAL DES DÉPENSES. 44,500

Ainsi, en faisant bénéficier les ouvriers de 10,000 fr., en faisant surveiller leurs enfants d'une manière sérieuse et constante, il resterait encore 10,000 fr. à dépenser en amélioration ou pour faire face à toutes les éventualités.

Il est certain. que lorsqu'on placerait quatre mille enfants, les bénéfices seraient plus que doublés et permettraient de faire des réformes importantes. La première à accomplir serait de supprimer entièrement le droit perçu pour la fourniture d'une nourrice ; de telle sorte qu'un père de famille, n'ayant pas un centime à débourser pour s'en procurer une, ne serait plus tenté de confier son enfant à une de ces femmes dont il ne connaît ni la demeure, ni la moralité, ni les moyens d'existence.

En résumé voici les bienfaits de mon système :

1º Les parents paieraient 2 fr. pour avoir une nourrice ; mais c'est juste ce qu'ils donneraient à un médecin pour la faire visiter. Du reste, je viens de dire que la suppression de cette rétribution serait la première amélioration à apporter dans le service ;

2º Les parents paieraient 1 fr. par mois environ pour avoir des nouvelles de leurs enfants, mais ils auraient auprès de ceux-ci des agents qui les visiteraient vingt fois par an si cela était nécessaire ;

3º Les nourrices paieraient, comme actuellement, 1 fr. 50 pour avoir un enfant, mais elles auraient pendant tout leur séjour à Lyon et gratis un logement propre et convenable ;

4º Les nourrices paieraient 1 fr. par trimestre pour recevoir leur argent au domicile des inspecteurs dès le lendemain de l'échéance ; mais aujourjourd'hui elles paient davantage et attendent indéfiniment ;

5º Les nourrices auraient le paiement de leurs gages assuré, tandis que beaucoup d'entre elles perdent le produit de leurs peines.

Les avantages d'un pareil système sont assez évident pour qu'il soit besoin de les démontrer autrement.

---

(1) Cette somme pourrait être répartie de la sorte entre 20 inspecteurs : 15 primes de 150 fr.; 4 primes de 300 fr., et 1 prime d'honneur de 500 fr. avec médaille.

CONCLUSION

Maintenant que j'ai exposé mon plan de surveillance, que j'ai fait connaître les bons résultats qu'il peut atteindre et les moyens de le mettre en pratique, j'attends des contradicteurs.

Je m'engage à réfuter toutes les objections qui pourraient m'être faites. à lever tous les doutes, à applanir toutes les difficultés que l'on pourrait soulever contre l'application de mon système ; il n'est pas une grande ville qui ne puisse le mettre en pratique et couper ainsi dans sa racine le fléau si redoutable des mauvaises nourrices.

La chose vaut la peine d'être prise en considération, car, en France, dix mille enfants au moins sont chaque année victimes des mauvais traitements de leurs nourrices.

Dix mille meurtres! commis sur des êtres incapables de se défendre et de se plaindre; c'est atroce. C'est le droit de vie et de mort exercé dans toute sa plénitude avec la circonstance aggravante de torture : la faim! Le choléra ne fait pas autant de ravages, et Dieu sait les millions que l'on dépenserait pour trouver un remède efficace contre ce terrible fléau. Eh bien! pour préserver d'une mort lente et certaine des milliers d'enfants sur lesquels peut reposer la richesse et même l'avenir de la France, il ne faut que la bonne volonté de quelques personnes pour couvrir de leur nom et de leur influence une fondation capable de répondre aux vœux et aux besoins de la population.

Je me mets avec empressement à la disposition des personnes qui, excitées par un louable sentiment d'humanité, voudraient favoriser mon projet. Je suis certain de leur démontrer de la manière la plus catégorique que l'entreprise une fois commencée, le succès dépassera toutes les espérances.

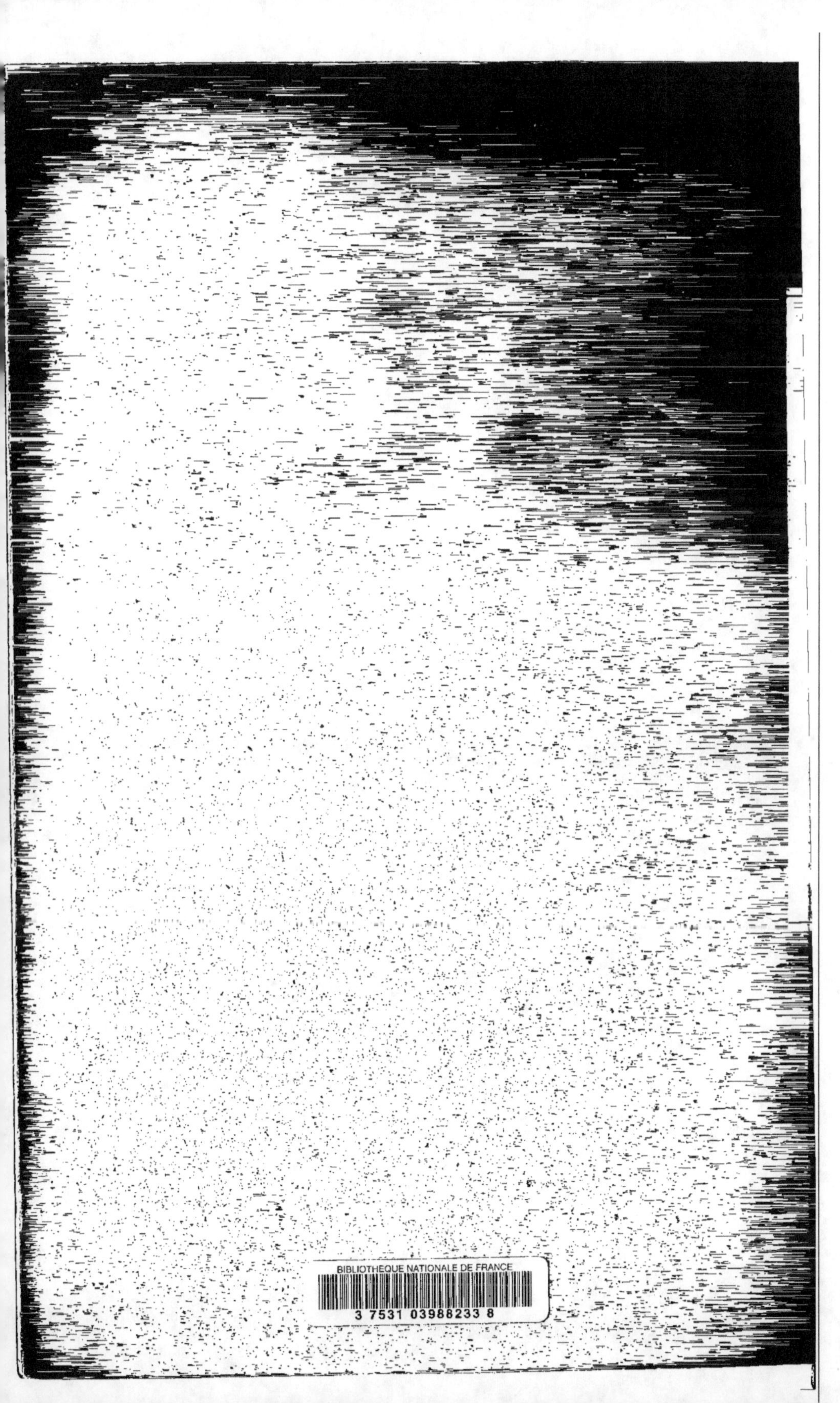